Geplante Geburt – organisierter Tod
Fragen an den Grenzen des Lebens

Hans-Ulrich Albonico

Überarbeitete Fassung eines Vortrages in Burgdorf am 6. November 2014

Zwischen geplanter Geburt und organisiertem Tod   4

Begriffsklärung und Rechtslage   7
Aufseiten des Todes: lebensverkürzende Massnahmen   7
Aufseiten der Geburt: diametral entgegengesetzte Massnahmen   9

Ethische Fragen   10

Zu Ende denken   12

Nahtoderlebnisse   14

Hinweise   15

Vorgeburtserlebnisse   16

Hinweise   17

Selbst-Bestimmung   17

Palliative Care   19

Der «richtige» Zeitpunkt   22

Adressen   23

Urteilsbildung   24

Aus der Trauer einen Edelstein machen   25

Anmerkungen   27

«Do not seek death.
Death will find you.
But seek the road
which makes death a fulfilment.»

Suche nicht den Tod.
Der Tod wird dich finden.
Doch suche den Weg,
der den Tod zu einer Erfüllung macht.*

Dag Hammarskjöld zugeschrieben

Geburt und Tod: Die Grenzereignisse unseres Lebens haben die Menschen seit jeher beschäftigt. Durch die Forderung nach Selbstbestimmung hat jedoch heute die Auseinandersetzung mit Geburt und Tod eine neue, möglicherweise noch nie dagewesene Dimension angenommen. Uns modernen, aufgeklärten Menschen stehen immer ausgefeiltere technische Möglichkeiten zur Verfügung – nicht nur um das Leben zu verlängern, sondern auch um die Geburt zu planen und den Tod zu organisieren. Damit werden aber Fragen aufgeworfen, die uns eigentlich überfordern, und Schritte unternommen, wofür wir die Verantwortung nur fraglich übernehmen können. Wollen wir zu einsichts- und verantwortungsvollem Handeln finden, wird die Erweiterung des rein materiellen Denkens unabdingbar.

* Deutsch: Hans-Ulrich Albonico

Zwischen geplanter Geburt und organisiertem Tod

Kaum ein Monat vergeht, ohne dass wir in den Medien auf neue Fragen und Probleme zu Geburt und Tod hingewiesen werden. Diese Fragen und Probleme entstehen meist als Folge neuer medizintechnischer Möglichkeiten. Zwar werden sie als schwierige ethische Herausforderungen erkannt und eine Zeit lang auch in der Öffentlichkeit bewegt, doch dann tauchen sie wieder unter in unserem geschäftigen Alltag. Oft stellen wir einige Zeit später fest, dass mittlerweile höchst problematische Eingriffe in die Prozesse von Geburt und Tod bereits durch Gesetze und Verordnungen legitimiert wurden.

«Weltpremiere: Mit einer implantierten Gebärmutter hat eine Schwedin ein Kind geboren», berichtet die «Berner Zeitung» am 6. Oktober 2014: «Die Ärzte sind begeistert. [...] Es war atemberaubend. Niemand konnte es glauben.» Es sollen nun auch Frauen ohne eigene Gebärmutter Kinder bekommen. Es gebe in Europa 200 000 Frauen, denen mit einer Transplantation der Wunsch nach eigenen Kindern ermöglicht werden könnte. Die Nebenwirkungen durch die notwendige Einnahme von starken Medikamenten zur Verhinderung der Abstossungsreaktion sowie die lebensgefährlichen Blutungen werden in den Schlagzeilen kaum erwähnt.

Anzeige in einer Ärzteinformation: «Die Fakten zu einem neuen nichtinvasiven pränatalen Test (NIPT): Der genaueste und umfassendste Test, der Ihren Patientinnen die Sicherheit gibt, die sie während ihrer Schwangerschaft benötigen.» Mittels einer einfachen Blutentnahme, ohne Fruchtwasseruntersuchung, soll eine grössere Sicherheit gewährleistet werden, damit kein mongoloides Kind unbemerkt ausgetragen wird!

«Frühgeborene: Kinderkliniken unter ökonomischem Druck», so der Titel eines Editorials im «Deutschen Ärzteblatt». Seit der Einführung von Fallpauschalen erhalten die Kliniken für die Behandlung von Frühgeborenen unter 1500 Gramm mehr Geld, müssen aber gewisse «Mindestmengen» ausweisen. «Die Gefahr ist gross, dass Geburtshelfer in die Rolle von Verantwortungsträgern der Entscheidungen von Geschäftsführungen gedrängt werden», schreibt das Ärzteblatt. Nicht überraschend ist, dass es in Deutschland seither plötzlich mehr Frühlinge unter 1500 Gramm gibt!

Exit setzt sich gemäss neuer Statutenregelung von 2014 dafür ein, «dass betagte Menschen einen erleichterten Zugang zum Sterbemittel haben sollen». Unabhängig von Krankheit soll nur noch das Alter beziehungsweise die Lebenssattheit Anknüpfungspunkt zur Begehung des Suizides sein!

Mitteilung in der Tagespresse am 30. September 2014: «Mit dem Auto bequem zum Sarg des Verstorbenen: In Saginaw im US-Bundesstaat Michigan müssen die Leute ihr Auto nicht mal mehr verlassen, um den Verstorbenen die letzte Ehre zu erweisen. Ein Beerdigungsinstitut hat einen Drive-in-Schalter entwickelt, um sich von den Toten vom Auto aus zu verabschieden.» Auch Abschied nehmen aus einer sicheren Distanz wird möglich!

Wir sind weitgehend an solche Schlagzeilen gewöhnt. Wir müssen uns einen gewissen inneren Ruck geben, um diese Meldungen überhaupt zu verstehen, ihre Tragweite zu hinterfragen und sie beurteilen zu können. Oftmals müssen wir zugeben, dass wir gar nicht zu einem – auch nur für uns selber – sicheren Urteil gelangen. So verdrängen wir diese Fragen wieder oder schieben sie auf später auf. Genau hier liegt das Problem.

Dass wir mit dem Tod nicht klarkommen, zeigt sich unter anderem in unserer widersprüchlichen Haltung gegenüber dem Todeszeitpunkt. Einerseits versuchen wir mit vielfältigsten Mitteln, unser Leben zu verlängern, andererseits wird zunehmend gefordert, dass wir unser Leben selbstbestimmt vorzeitig beenden können. Die Möglichkeit, Leben zu verlängern, gilt als eine der bedeutsamsten Errungenschaften unserer Medizin. Und das kann auch tatsächlich grossartig sein. Ich denke etwa an einen Patienten mit schwerem Leberschaden. Nach jahrzehntelangem massivem Alkoholkonsum galt er als unheilbar und wurde von seinem gesamten sozialen Umfeld längst «abgeschrieben». Eines Tages entschloss er sich zur Abstinenz, zog diese durch und liess sich auf die Liste für eine Lebertransplantation setzen. Ein Jahr später, nach umfangreichen weiteren Abklärungen, piepste sein Pager; zehn Tage später trat er lebertransplantiert und glücklich aus dem Spital aus.

In der Onkologie zählt fast nur die Lebensverlängerung, zum Beispiel für die Einführung neuer Chemotherapien, Hormontherapien oder Bestrahlungen. Dabei werden oft sehr einschneidende Einschränkungen der Lebensqualität in Kauf genommen in Form von Übelkeit, Schwäche, Gefühlsstörungen, Depressionen – verbunden immer wieder mit der Hoffnung auf einen Aufschub.

Gleichzeitig wünschen sich viele Menschen, nicht mehr auf einen natürlichen Tod warten zu müssen. So anerkennt ein neues Positionspapier der Pro Senectute ausdrücklich das Recht von suizidwilligen alten Menschen, ihr Leben – auch unter der Beihilfe anderer Personen – zu beenden. Die Debatten um die Sterbehilfe sind für Pro Senectute Ausdruck eines sozialen Wandels. Sie fordert Platz «für ein gutes Sterben zur rechten – vielleicht selbstbestimmten – Zeit».[1] Eine Umfrage der Zeitschrift «reformiert» vom Herbst 2014 zeigt auf: «Bevölkerung will Alterssuizid erlauben. […] Der Alterssuizid ist mehrheitsfähig. Das Volk will Eigenverantwortung bis in den Tod.»[2] Der Strassburger Gerichtshof für Menschenrechte fordert von der Schweiz eine klarere gesetzliche Regelung der Suizidhilfe. «Wer sterben will, muss wissen, was gilt.»[3] Der aufgeklärte Bürger verlangt also mehr Selbstbestimmung, auch gegenüber dem Tod. Was könnte da schon dagegen eingewendet werden?

Immerhin: Lebensverlängerung und Sterbebeihilfe werden seit Jahrzehnten, und noch immer, als grosse, ernste und schwierige Themen empfunden. Zunehmend leuchtet die Frage nach einem Leben nach dem Tode auf. Nicht so am andern Ende des Lebens: Die selbstbestimmte Festlegung von Schwangerschaft und Geburt wird viel weniger thematisiert, geschweige denn die Frage einer Vorgeburtlichkeit. Wir übersehen zum Beispiel weitestgehend, dass in der Schweiz der Geburtstermin bereits in einer Mehrheit der Fälle von aussen bestimmt wird! Der Anteil der Kaiserschnittgeburten liegt in der Schweiz bei rund 33 Prozent und übertrifft damit die von der WHO empfohlene Obergrenze von 10 bis 15 Prozent um mehr als das Doppelte. Studien aus Deutschland zufolge wird geschätzt, dass die Schnittentbindung nur in etwa 10 Prozent aufgrund medizinischer Indikation erfolgt. Natürlich haben wir den Geburtstermin auch mit Schwangerschaftsverhütung und Schwangerschaftsabbruch längst selber in die Hand genommen.

Begriffsklärung und Rechtslage

Aufseiten des Todes: lebensverkürzende Massnahmen

Sterbehilfe
Missverständlicher Begriff, welcher diametral entgegengesetzte Handlungen mit einschliesst, die von der Hilfe und Unterstützung im Sterben (Palliative Care) bis zur aktiven Tötung sterbender oder schwerkranker oder alter Menschen reichen («Euthanasie»).

Palliative Care
Verbessert die Lebensqualität von Patienten und ihren Angehörigen bei lebensbedrohlicher Krankheit mittels Früherkennung und ganzheitlicher Behandlung von Schmerzen sowie von andern physischen, psychosozialen und seelischen Leiden unter Einbezug von Angehörigen und sozialem Umfeld. Im Rahmen des Verzichts auf eine ausdrückliche Regelung der organisierten Suizidhilfe (siehe unten) haben in der Schweiz Bund und Kantone die Absicht geäussert, die Suizidprävention und die Palliativmedizin weiter zu fördern. Das gesamte Massnahmenpaket soll zur Stärkung des Selbstbestimmungsrechts beitragen.

Passive Sterbehilfe
Liegt vor, wenn medizinisch indizierte Massnahmen, welche den Eintritt des Todes verhindern oder aufschieben könnten, auf (mutmasslichen) Willen des Patienten nicht getroffen oder weitergeführt werden.
Beispiele: Verzicht auf die Gabe von herz- und kreislaufstabilisierenden Medikamenten, Beendigung einer Chemotherapie, Verzicht auf künstliche Beatmung, Verzicht auf oder Beendigung der Flüssigkeits- oder Nahrungszufuhr über eine Sonde. In ganz Europa erlaubt.
In einer Untersuchung des Göttinger Medizinethikers Alfred Simon aus dem Jahr 2004 konnten bis zu 50 Prozent der Richter nicht unterscheiden zwischen (zugelassener) passiver Sterbehilfe und (strafbarer) aktiver Sterbehilfe.[4]

Indirekte aktive Sterbehilfe
Zum Beispiel die Verabreichung von hohen Dosen schmerzstillender Medikamente, sofern es keine andere Möglichkeit zur Beschwerdelinderung gibt, unter Inkaufnahme einer eventuellen Verkürzung der Sterbephase. In ganz Europa erlaubt.

Direkte aktive Sterbehilfe (Tötung auf Verlangen)

Ist eine aktive Massnahme, die der Patient in der Sterbephase (mutmasslich) wünscht und die unmittelbar zum Tode führt. In der Schweiz wie in Deutschland ausnahmslos strafbar (Schweizer Strafgesetzbuch StGB, Artikel 114).

Suizid

Ist eine Handlung, durch die das eigene Leben absichtlich beendet wird. Der Begriff «Freitod» beinhaltet dabei eine positive Bewertung, der Begriff «Selbstmord» eine negative Bewertung. Man unterscheidet Affektsuizid und Bilanzsuizid.

Altersfreitod

Bilanzsuizid einer betagten Person, die an unerträglichen Beschwerden leidet, aber nicht unmittelbar vor ihrem natürlichen Tode steht. Die Begriffe «Alter», «betagt», «unerträgliche Beschwerden» und «unmittelbar» sind subjektiv und dementsprechend juristisch nicht fassbar. Ist in der Schweiz seit der Forderung von Exit nach genereller Freigabe der Suizidbeihilfe (siehe unten) in der Debatte.

Suizidbeihilfe (assistierter Suizid)

Zeichnet sich dadurch aus, dass der Handelnde dem Sterbewilligen einen kausalen Beitrag zur Umsetzung seiner Tat leistet, wobei die Tat aber eigenverantwortlich und tatherrschaftlich durch den Sterbewilligen erfolgt. In der Schweiz erlaubt, wenn beim Helfer keine «selbstsüchtigen Beweggründe» vorliegen (Schweizer Strafgesetzbuch StGB, Artikel 115). Dies ist die einzige gesetzliche Grundlage der Aktivitäten der Schweizer Suizidhilfe-Organisationen wie Exit oder Dignitas. Nach mehreren Versuchen einer weitergehenden gesetzlichen Regelung oder Einschränkung der Suizidhilfe hat der Schweizer Bundesrat zuletzt im Juni 2011 entschieden, auf eine ausdrückliche Regelung zu verzichten. Im Mai 2014 beschloss die Generalversammlung von Exit, die generelle Freigabe des assistierten Suizids für Hochbetagte einzufordern.

Begriffsklärung und Rechtslage

Aufseiten der Geburt: diametral entgegengesetzte Massnahmen
a) Schwangerschafts-fördernd

Leihmutter-Schwangerschaft
Eine «Leihmutter» ist eine Frau, die für die Dauer einer Schwanger-schaft ihre Gebärmutter «verleiht», um an Stelle einer anderen Frau ein Kind zur Welt zu bringen. In der Schweiz im Fortpflanzungsmedizinge-setz (FMedG) anfangs 2015 noch verboten.

In-vitro-Fertilisation IVF (lat.) «Befruchtung im Glas»
Methode zur künstlichen Befruchtung. Die Eizellen werden mit dem aufbereiteten Sperma in einem Reagenzglas zusammengebracht. Es findet – eventuell – eine spontane Befruchtung statt. Die Embryonen werden im Brutschrank kultiviert, einer «Qualitätskontrolle» unterzo-gen und dann mittels Embryonen-Transfer in die Gebärmutter ge-bracht. Rechtlich in der Schweiz zugelassen.

Präimplantationsdiagnostik PID
Zellbiologische und molekulargenetische Untersuchungen zum Ent-scheid, ob ein durch IVF erzeugter Embryo zum Transfer freigegeben werden soll. In der Schweiz seit Inkrafttreten des Fortpflanzungsmedi-zingesetzes vom 18. Dezember 1998 verboten, jedoch seit dem bun-desrätlichen Entwurf zur Revision des Fortpflanzungsmedizinesetzes (FMedG) 2009 dauernd in der Diskussion und Revision. Die Schweiz entscheidet im Juni 2015 an der Urne über eine allfällige Änderung des Verfassungsartikels 119 über die Fortpflanzungsmedizin und Gentech-nologie (im gleichen Artikel!).

b) Geburt-verhindernd

Die **Schwangerschaftsverhütung** wie auch die **Abtreibung** sind in der Schweiz längst gesellschaftlich breit akzeptierte und juristisch ab-gesicherte Praktiken.

Amniozentese (Fruchtwasseruntersuchung)
Durch Punktion der Fruchtblase einer schwangeren Frau zur Untersu-chung der fetalen Zellen, speziell auf Chromosomenanomalien und Erbkrankheiten (Trisomie-21!), Stoffwechselkrankheiten. Rechtlich zu-gelassen.

Pränatal-Test NIPT («Nicht-invasiver Pränatal-Test»)
Labortest, bei welchem die DNA des Fötus durch eine einfache Blutentnahme bei der Mutter nachgewiesen werden kann. Dient zur frühen Erfassung von Chromosomen-Störungen, insbesondere von Trisomie-21. Rechtlich zugelassen.

Präimplantationsdiagnostik PID
Zellbiologische oder molekulargenetische Untersuchungen zum Entscheid, ob ein durch IVF erzeugter Embryo in die Gebärmutter eingepflanzt werden soll oder nicht (siehe oben).

Ethische Fragen

Geburt und Tod sind heute oft hochtechnisierte Prozeduren geworden mit weitreichenden, oft unabsehbaren Implikationen für unser soziales Leben, die dementsprechend eine höchst kontroverse ethische Beurteilung erfahren. Wie können wir uns da ein verlässliches Urteil bilden?

Der moderne Wissenschaftsbetrieb stellt gerne die Wissenschaft als objektiv, wertfrei und neutral dar. Wenn ihre Ergebnisse als sozial relevant erkannt werden, wird diese Dimension an ethische Kommissionen delegiert. An sich ist diese Einstellung längst widerlegt, selbst für die Physik hat Werner Heisenberg schon 1927 mit seiner «Unschärfenrelation» aufgezeigt, dass der Forscher durch seine Forschung das zu untersuchende Objekt selber immer mit beeinflusst. Die Herauslösung der Ethik aus dem konkreten Wissenschaftsbetrieb führte aber dazu, dass sich bei den ethischen Erwägungen zur Manipulation von Tod und Geburt zum Teil radikal verschiedene Gesichtspunkte gegenüberstanden und -stehen. Der stärkste Gegensatz kommt zum Ausdruck in der Gegenüberstellung von individueller Würde und gesellschaftlichem Nutzen.

Seit 1948 wird der 10. Dezember als «Internationaler Tag der Menschenrechte» begangen. Die «Allgemeine Erklärung der Menschenrechte» hält fest: «Alle Menschen sind frei und gleich an Würde und Rechten geboren.» Für die Schweiz ordnet das Schweizerische Zivilgesetzbuch (ZGB) im «Personenrecht», Artikel 27, den Schutz der Persönlichkeit: «Auf die Rechts- und Handlungsfreiheit kann niemand ganz oder zum Teil verzichten. Niemand kann sich seiner Freiheit entäussern oder sich in ihrem Gebrauch in einem das Recht oder die Sittlichkeit verletzenden Grade beschränken.» Und Artikel 31 bestimmt: «Die Persönlichkeit beginnt mit dem

Leben nach der vollendeten Geburt und endet mit dem Tode.» (siehe unten) Die Europäische Menschenrechtskonvention (EMRK) schliesslich legt fest: «Zum Selbstbestimmungsrecht gehört auch das Recht, über Art und Zeitpunkt der Beendigung des eigenen Lebens zu entscheiden; dies zumindest, soweit der Betroffene in der Lage ist, seinen entsprechenden Willen frei zu bilden und danach zu handeln.»

Der Würde des Individuums wurde und wird der Nutzen für die Gesellschaft gegenübergestellt. Die extreme Position des kalten Nützlichkeitsdenkens (Utilitarismus) vertrat zum Beispiel Peter Singer in seiner «Praktischen Ethik», in der er hinsichtlich der Lebensberechtigung behinderter Säuglinge schreibt: «Sofern der Tod eines geschädigten Säuglings zur Geburt eines andern Kindes mit besseren Aussichten auf ein glückliches Leben führt, dann ist die Gesamtsumme des Glücks grösser, wenn der behinderte Säugling getötet wird.»[5] Solche Nützlichkeitsüberlegungen haben in der Vergangenheit zu den schrecklichsten Verirrungen geführt; sie werden uns aber in nächster Zeit erneut und zunehmend herausfordern. Denn gerade die Medizin eröffnet immer grandiosere technische Möglichkeiten, während gleichzeitig eine Verknappung der Ressourcen stattfindet. Die Befürchtung, dass die (technische) Möglichkeit zur (Selbst-) Bestimmung von Geburt und Tod dazu führt, gesellschaftlichen Druck auszuüben, ist weit verbreitet. Die Eltern mongoloider Kinder bekommen zu spüren: «Eigentlich hättet ihr das verhindern können.» Betagte, die jahrelang aus Steuergelder finanzierte Ergänzungsleistungen beziehen, geraten unter Druck: «Eigentlich wäre es Zeit.»

Pro Senectute weist im erwähnten Positionspapier eindringlich auf die Wichtigkeit der Sicherung einer gesamtgesellschaftlichen «Kultur des Lebens und des Sterbens hin»: «Das Recht auf Selbstbestimmung ist ein zentraler Wert des heutigen Menschenbildes. Die Verantwortung für die Gestaltung des eigenen Lebens soll bei jedem und jeder Einzelnen liegen und nicht länger an irgendwelche Autoritäten delegiert werden. […] Allerdings sollte bei der Betonung der Autonomie zugleich das Bewusstsein dafür gestärkt werden, dass das Individuum nicht die Ursache seiner eigenen Existenz ist. Menschen leben in Beziehungen und können ohne diese nicht existieren. Die Autonomie des Einzelnen ist also eingebettet in die Ko-Existenz mit anderen Menschen. Wer von Autonomie spricht, ohne auch diese Bezogenheit und Abhängigkeit mitzudenken, verengt den Blick auf das menschliche Werden, Sein und Vergehen. […] Notwendig ist eine neue Kultur des Lebens und des Sterbens, die sich am Verzicht auf absolute Verfügungsmacht über Leben, Sterben und Tod orientiert. Diese Kultur soll dafür sorgen, dass der Anspruch jedes Menschen auf eine würdige Behandlung im Leben wie im Sterben respektiert wird.»

Unter dem Titel «Der organisierte Tod» erschien 2012 ein sehr hilfreicher Überblick über die aktuellen Positionen zu diesem Thema mit differenzierten Stellungnahmen aus sämtlichen gesellschaftlichen Bereichen.[6] Darin schreibt Ruth Baumann-Hölzle, Medizinethikerin und Theologin, Leiterin des Instituts Dialog Ethik in Zürich: «Sterben und Tod bringen das Wesentliche des Lebens und der Beziehungen der Menschen untereinander zum Vorschein.» Auf die Wichtigkeit der mitmenschlichen Beziehungen, auf die die moderne Palliative Care grossen Wert legt, sei hier bereits hingewiesen (siehe weiter unten).

Aus der Gegenüberstellung von Argumenten Pro und Contra können wir unsere eigene Position klären und festigen. Dennoch müssen wir, wenn wir ehrlich mit uns selber sind, feststellen, dass wir in unserer eigenen Einstellung gegenüber Tod und Geburt nicht immer im Klaren sind. Wir lehnen zum Beispiel den assistierten Alterssuizid ab, akzeptieren aber als aufgeklärte Bürger den Schwangerschaftsabbruch, ohne ihn zu hinterfragen. Wir wollen keine künstliche Reanimation, akzeptieren aber ohne Weiteres eine lebensverlängernde Dauermedikation mit Aspirin. Wie stellen wir uns den existentiellen Fragen des Lebens? Wie viel darf ein neues, teures Krebsmittel, das für einige wenige Patienten in Betracht kommt, den Prämienzahler oder den Steuerzahler kosten? Wie viel Geld ist ein Menschenleben wert? Wie viel bei uns – und wie viel in Syrien, im Gaza-Streifen oder im Südsudan oder in Westafrika? Haben wir diese Fragen zu Ende gedacht?

Zu Ende denken

Als die Filmemacherin Rebecca Panian mit dem frühen Tod ihres Vaters konfrontiert wurde, war für sie klar, dass sie sich mit dem Thema Sterben auseinandersetzen wollte. 2013 publizierte sie zusammen mit ihrer Freundin Elena Ibello ein Buch mit dem Titel «Zu Ende denken». Unter dem Motto: «Die Angst vor dem Tod hält uns nicht vom Sterben ab, sondern vom Leben.» liegt mit diesem Buch eine Sammlung von berührenden, aufrüttelnden, ehrlichen Texten verschiedenster Persönlichkeiten vor, so von Thierry Carrel, Direktor der Klinik für Herz- und Gefässchirurgie am Inselspital Bern, oder von Boris Müller-Hübenthal, dem ärztlichen Direktor des anthroposophisch orientierten Paracelsus-Spitals in Richterswil und Leiter des dortigen Zentrums für Integrative Onkologie und Palliative Care.[7]

Versuchen wir, die aufgeworfenen Fragen zu Ende zu denken, stellen wir häufig fest, dass wir gar keine sichere Beurteilungsgrundlage haben. Wir verfügen in unserem normalen denkerischen Alltag über kein Instrument zum sicheren ethischen Urteil, nicht einmal für uns selber. Warum? Weil Tod und Geburt als Grenzereignisse unseres Lebens unabdingbar zur Frage führen, ob es ein Jenseits dieser Grenzen gibt. Falls wir eine Nachtodlichkeit und eine Vorgeburtlichkeit auch nur der Möglichkeit nach ins Auge fassen, müssen wir anerkennen, dass es unzulässig (und unwissenschaftlich) wäre, diese Grenzereignisse ausschliesslich mit unseren üblichen diesseitigen Erkenntnisinstrumenten beurteilen zu wollen. Wir wären dann in der Lage eines Wanderers, der vor einer Nebelwand steht und mit allen möglichen technischen Instrumenten versucht, dahinter zu sehen, dabei aber übersieht, dass der Feldstecher, der Kompass oder der Höhenmesser eben nicht die geeigneten Instrumente sind, um hinter den Nebel zu sehen.

Die neu aufgeworfenen Fragen zum Umgang mit Tod und Geburt sind *die* Chance unserer Zeit, um aus unserem eng gewordenen materialistischen Denken auszubrechen. Geburt und Tod *zwingen* uns, über das rein Materielle hinaus zu denken! Darauf hat Rudolf Steiner schon 1918, am Ende des Ersten Weltkrieges, in einem Weihnachtsvortrag am 22. Dezember in Basel hingewiesen, den ich als eigentliche Anleitung zur Erarbeitung eines Instrumentes zu einer tragfähigen Ethik von Tod und Geburt erlebe.[8] «Die Geburt und der Tod des Menschen, man mag sie noch so sehr zergliedern. […] sie stellen sich dar als Ereignisse, die unmittelbar auf dem physischen Plane sich abspielen, und in denen Geistiges so waltet, dass niemand, der ernsthaft die Dinge betrachtet, sagen sollte, diese zwei Ereignisse, diese Erdenereignisse des menschlichen Lebens seien nicht so, dass sie unmittelbar als physische Ereignisse zeigten, indem sie sich am Menschen abspielen, wie der Mensch Bürger einer geistigen Welt ist. Keiner Naturanschauung kann es je gelingen, innerhalb dessen, was Sinne schauen können, was der Verstand begreifen kann, in Geburt und Tod etwas anderes zu finden als ein solches, in dem sich unmittelbar im Physischen das Eingreifen des Geistigen zeigt.»[8]

Wollen wir Geburt und Tod wirklich ernsthaft verstehen, kommen wir mit rein naturwissenschaftlichen Gesichtspunkten unweigerlich ins Stottern. Rudolf Steiner: «Man kann mit Naturanschauung das physische Leben des Menschen überblicken, und man kann mit Naturanschauung die Aussenseite dieses physischen Lebens, die äussere Offenbarung des Geistigen sinnlich schauen. Man kann aber niemals sinnlich schauen, man kann auch nicht die Aussenseite, die äussere Offenbarung der zwei Grenzerlebnisse des menschlichen Lebenslaufes sinnlich schauen, ohne dass man durch das sinnliche Schauen selber auf das gewaltige Rätselhafte, auf das Geheimnisvolle dieser beiden Ereignisse hingewiesen wird.»[8]

Nahtoderlebnisse

Heute gibt es zahlreiche Berichte zum Schwellenübergang und zu Nahtoderlebnissen, die uns die Auseinandersetzung mit dem Tod ungemein erleichtern können. Bereits 1936 bis 1939 hatte der deutsche Wissenschaftler Emil Matthiesen in seinem dreibändigen Werk «Das persönliche Überleben des Todes» das Wagnis der Veröffentlichung von Erfahrungsbeweisen trotz der damaligen Zeitströmung unternommen.[9] Bekannter geworden ist der 1975 in den USA erschienene Weltbestseller von Raymond Moody «Life after Life», welcher 1977 unter dem Titel «Leben nach dem Tod» auf Deutsch veröffentlicht wurde.[10] In diesem Buch wird erstmals der Begriff der «Near-Death-Experience» – zu Deutsch «Nahtoderfahrung» – verwendet. Seither wurden die Erfahrungen von Hunderten von Menschen mit Nahtoderfahrung wissenschaftlich ausgewertet. Erstaunlichstes Ergebnis: Die Berichte gleichen sich ausserordentlich!

Der holländische Kardiologe Pim van Lommel kam aufgrund seiner Studien zu dem Schluss, dass unser Bewusstsein weder an eine bestimmte Zeit noch an einen bestimmten Ort gebunden ist: «Ich finde, dass die Nervenzellen so wenig die Gedanken produzieren wie die Herzmuskelzellen die Liebe.» Van Lommel ist ein durchaus naturwissenschaftlich geprägter Arzt, der seit 1986 Nahtoderlebnisse aus wissenschaftlicher Sicht untersuchte. 2001 veröffentlichte er in der renommierten Fachzeitschrift «Lancet» eine prospektive Studie über Nahtoderfahrungen bei 344 Patienten, 10 Jahre später erschien sein Buch «Endloses Bewusstsein». Als Fazit schreibt hier van Lommel: «Wissen über Nahtoderfahrungen kann [...] für Mitarbeiter im medizinischen Bereich sowie für sterbende Patienten und deren Angehörige von grosser praktischer Bewandtnis sein. Eine Nahtodeserfahrung kommt viel häufiger vor, als man bisher dachte, und die persönlichen Folgen einer solchen Erfahrung sind viel einschneidender, als Ärzte, Pflegekräfte und Angehörige es für möglich hielten. [...] Zu oft bildet bei ethischen und medizinischen Fragen die Furcht vor dem Tod und dem

Sterbeprozess die Basis für eine Entscheidungsfindung. Eine neue Sicht auf den Tod, die eine Kontinuität des Bewusstseins nach dem körperlichen Tod einschliesst, wird sich darauf auswirken, wie man im medizinischen Bereich mit Komapatienten oder mit reanimierten, schwerkranken oder sterbenden Patienten umgeht. Nicht nur der technische Fortschritt und eine Ausweitung der medizinischen Möglichkeiten, sondern auch eine menschliche und liebevolle Zuwendung zum einzelnen Patienten und seiner Familie sind Bedingungen dafür, dass sich die Qualität des Gesundheitswesens weiter verbessert.»[11]

Diese «menschliche und liebevolle Zuwendung zum einzelnen Patienten und seiner Familie» ist das zentrale Anliegen der Palliative Care, speziell auch als Gegenkraft zur fortschreitenden Rationalisierung und Ökonomisierung im Gesundheitswesen.

Hinweise

Zur anthroposophischen Sicht der Nahtod-Erlebnisse fand 2007 ein Kongress in Berlin statt mit Beiträgen von Pim van Lommel, Matthias Girke und Michaela Glöckler, die in der spannenden Schrift «Nah-Tod-Erlebnisse – Blick in eine andere Wirklichkeit?» (gesundheit aktiv, Nr. 191, Bad Liebenzell 2008) zusammengefasst sind.
Die beklemmenden Fragen zum «Hirntod» im Zusammenhang mit der Organtransplantation sind von Christian Schopper, Facharzt für Neurologie, Psychotherapie und Psychiatrie, im anthrosana-Heft Nr. 229 «Wachkoma, Hirntod und Organtransplantation» (Arlesheim 2014) besprochen.

Einer der für mich überzeugendsten Berichte über Nahtoderlebnisse legte 2012 Eben Alexander unter dem Buchtitel «Proof of Heaven» vor – 2013 auf Deutsch erschienen unter dem Titel «Blick in die Ewigkeit». Der Umschlagtext fasst zusammen: «Dr. Eben Alexander, Neurochirurg und Harvard-Dozent, war überzeugt: Nahtoderfahrungen sind nichts anderes als Fantasien, die während des Ringens mit dem Tod im Gehirn ausgelöst werden – so real sie auch erscheinen mögen. Doch dann erkrankt er an einer äusserst seltenen Form bakterieller Hirnhautentzündung und fällt für sieben Tage ins Koma. Während seine Gehirnfunktionen nachweislich ausgefallen sind, taucht er ein in die tiefsten Ebenen ausserkörperlicher Existenz, durchflutet von einem Bewusstseinsstrom ohne Anfang und Ende. Die universalen Wahrheiten, die er dort erfährt, verändern seine Sicht auf die Welt, das Leben und den Tod für immer. Der Gehirnspezialist berichtet minutiös von seiner faszinierenden Reise in jene andere Dimension. Basierend auf eigenen wissenschaftlichen Untersuchungen führt er den Beweis: Alles, was er während seines Komas erlebte, war real. Seine Botschaft spendet Hoffnung und Zuversicht und wirft ein völlig neues Licht auf das Leben und Sterben: Der Tod ist nicht das Ende, sondern der Übergang in eine höhere Welt.»[12]

Besonders wichtig im Buch von Eben Alexander sind die wiederholten Abgleichungen seiner subjektiven Erfahrungen mit den objektiven neurowissenschaftlichen Hypothesen zur Erklärung von Nahtoderlebnissen als Produkt substanzieller Defizite im Gehirn, welche er mit wissenschaftlicher Exaktheit sämtlich widerlegt. So schreibt Alexander am Schluss: «Hier stehe ich also. Ich bin immer noch Wissenschaftler, ich bin immer noch Arzt, und als solcher habe ich zwei entscheidende Aufgaben: der Wahrheit die Ehre zu geben und zur Heilung beizutragen. Das bedeutet, dass ich meine Geschichte erzählen muss; die Geschichte eines Erlebnisses, von dem ich im Laufe der Zeit immer sicherer bin, dass es mir aus einem bestimmten Grund passiert ist. Nicht, weil ich irgendwie besonders bin. Es ist nur so, dass bei mir zwei Ereignisse in Einklang und Übereinstimmung aufgetreten sind, und gemeinsam brechen sie den letzten Bemühungen der reduktiven Wissenschaft das Genick, der Welt weiszumachen, die materielle Welt sei alles, was existiert, und das Bewusstsein – Ihres und meines – sei nicht das grosse und zentrale Mysterium des Universums. Ich bin der lebende Beweis dafür.»

Vorgeburtserlebnisse

Während es mittlerweile eine ganze Flut von Publikationen zu Nahtoderlebnissen gibt, sind veröffentlichte Berichte zum Eintritt ins Leben, zur Geburt – mit Ausnahme von Berichten aus Reinkarnationstherapien – noch spärlich. Eine synchrone Betrachtung von Geburt und Tod findet noch seltener statt. Die moderne wissenschaftliche Literatur zu Vorgeburtserlebnissen datiert erst aus den letzten zwei Jahrzehnten.

2014 haben zwei Psychologinnen der Universität Boston, Natalie Emmons und Deborah Kelemen, bei Kindern im Alter von 5 bis 12 Jahren durch ausgeklügelte, aber durchgehend validierte Fragen, herausgefunden, dass Kinder noch eine Empfindung dafür haben, dass sie vor der

Geburt schon da gewesen sind. Den meisten Kindern war klar, dass sie vor ihrer Zeugung biologisch noch nicht existierten, aber dass sie bereits Gefühle und Wünsche hatten wie zum Beispiel, dass die Mutter wirklich schwanger werde und sie ihre Mutter kennenlernen würden! Die aufwändigen Untersuchungen wurden bewusst in zwei komplett verschiedenen kulturellen Settings in Ecuador durchgeführt, einerseits bei städtischen Kindern in der katholisch geprägten Stadt Conocoto in der Nähe von Quito und andererseits bei ländlichen indigenen Shuar im Amazonasbecken, welche Schulen ohne religiöse Anbindung besuchten. Die Forschungsergebnisse waren bei beiden Kulturen auffallend ähnlich. Ausgangspunkt zu dieser Studie war die Frage: «Was ist die Essenz der Persönlichkeit?» In der Zusammenfassung schreiben die Autorinnen: «Die Resultate entsprechen der Nahtod-Forschung und legen nahe, dass es eine nicht-angelernte kognitive Tendenz gibt, Emotionen und Wünsche als ewigen Kern der Persönlichkeit zu sehen.»[13] Ich finde es bemerkenswert, dass die moderne Psychologie aufgrund strenger wissenschaftlicher Forschung heute einen «ewigen Persönlichkeitskern» des Menschen nachweisen kann!

Hinweise

Zur Fülle von Hinweisen Rudolf Steiners zur Ungeborenheit gibt es die sehr schöne Veröffentlichung von Peter Selg, Leiter des Ita Wegman Instituts für anthroposophische Grundlagenforschung: «Ungeborenheit – Die Präexistenz des Menschen und der Weg zur Geburt» (Arlesheim 2013, 3. Auflage).

Vom holländischen Arzt Bartholomäus Maris liegt die informative kleine Schrift vor: «Ankommen – Schwangerschaft, vorgeburtliche Diagnostik, Geburt» aus Sicht des anthroposophisch orientierten Gynäkologen (gesundheit aktiv, Nr. 173, Bad Liebenzell 2002).

Ausserdem sei auf das im Rahmen einer Arbeitsgruppe entstandene anthrosana-Heft Nr. 208 «Auf die Welt kommen – Berichte und Gedanken zu Empfängnis und Geburt» (Arlesheim 2004) verwiesen.

Selbst-Bestimmung

Selbstbestimmung im Gesundheitssystem wird heute in den westlichen Ländern zu Recht grossgeschrieben. So fordert der Schweizerische Bundesrat in seinem Positionspapier «Gesundheit2020 – Die gesundheitspolitischen Prioritäten des Bundesrates» zum Beispiel: «Bei der Weiterentwicklung der Gesundheitsversorgung muss in Zukunft noch mehr von den Patienten/-innen aus gedacht werden [...] Die Leistungen sind stärker auf die Krankheitsvorbeugung, die Langzeitversorgung von Menschen mit chronischen Krankheiten sowie auf den letzten Lebensabschnitt auszurichten.»[14] Die Schweizerische Akademie der Medizinischen Wissenschaften (SAMW) hat bereits 2005 «medizinisch-ethische Grundsätze» zur Selbstbestimmung verabschiedet. In der Präambel heisst es: «Jeder Patient hat das Recht auf Selbstbestimmung. Die frühzeitige, umfassende, nach der Schwere des Eingriffs abgestufte und verständliche Aufklärung des Patienten oder seiner Vertreter über die medizinische Situation ist Voraussetzung für die Willensbildung und Entscheidungsfindung (informed consent). Dies bedingt eine einfühlsame und offene Kommunikation und die Bereitschaft aller verantwortlichen Medizinalpersonen, die Möglichkeiten sowohl der kurativen als auch der palliativen Behandlung und Betreuung zu thematisieren.»[15]

Selbst bei der Bestimmung des «Nutzens» und somit der Finanzierung medizinischer Leistungen orientiert sich die Schweiz zunehmend an der Selbstbestimmung der Patienten. So heisst es in einer Studie im Auftrag der Akademien der Wissenschaften Schweiz: «Auch die Schweiz benötigt angesichts rasch steigender Kosten im Bereich der gesetzlichen Krankenversicherung ein methodisch fundiertes, breit abgestütztes und effizientes HTA-System (Health Technology Assessment, Forschungsmethode zum Nachweis des ‹Nutzens›). [...] Die zukünftige Ausgestaltung von HTAs sollte die Werthaltungen der Schweizer Bevölkerung sowie die Erwartungen (‹sozialen Präferenzen›) der Versicherten [...] berücksichtigen.»[16]

Doch wer ist das Selbst, wenn wir von Selbst-Bestimmung sprechen? Was ist die «Essenz der Persönlichkeit»? Es entspricht ja durchaus unserem aktuellen Zeitalter des aufgeklärten Menschen, dass wir die Selbstbestimmung, die Autonomie jedes einzelnen Menschen hochhalten. Von daher ist es naheliegend, dass wir zusehends verlangen, notfalls auch unseren Tod, selbst bestimmen zu dürfen und zu können. Fassen wir nun aber gleichzeitig unsere Geburt ins Auge, so ergibt sich ein eigenartiges Paradox: Mit der Geburtenregelung, dem Schwangerschaftsabbruch und den 30 Prozent Kaiserschnitten wird die Geburt mehrheitlich gerade nicht mehr durch den werdenden Menschen selbst, sondern durch seine Eltern fremdbestimmt. Während wir beim Tod Selbstbestimmung verlangen, praktizieren wir bei der Geburt Fremdbestimmung. Wann beginnt die Per-

sönlichkeit und wann endet sie? Wann ist die Persönlichkeit selbstbestim-
mend?

Im Schweizerischen Zivilgesetzbuch (ZGB) heisst es im Abschnitt «Anfang und Ende der Persönlichkeit» in Artikel 31: «Die Persönlichkeit beginnt mit dem Leben nach der vollendeten Geburt und endet mit dem
Tode.» Die «vollendete Geburt» kann jedermann, die Eltern, die Hebamme,
das medizinische Personal, feststellen, den Tod, juristisch gesehen (ausser
bei Verschollenen), nur der Arzt. Für die Rechtsprechung bleibt also der
Tod fremdbestimmt. Gemäss ZGB, Artikel 14, werden wir mit 18 Jahren
mündig, während die Urteilsfähigkeit nicht von einem bestimmten Alter
abhängig ist (Artikel 16).

Was oder wer ist dieses Selbst? Wenn dieses bestimmende Selbst
wirklich nur durch Zeugung oder Geburt aus dem Nichts entsteht und sich
durch den Tod wieder ins Nichts auflöst, was soll dann diese Autonomie?
Wozu dann all diese Bemühungen um Anerkennung und Schutz der Persönlichkeit? Bei konsequentem Nachdenken wird für mich klar: Die Anerkennung des Selbstbestimmungsrechts impliziert die Anerkennung der
menschlichen Individualität über Geburt und Tod hinaus.

Palliative Care

93 Prozent der Schweizer wünschen sich einen plötzlichen Tod oder einen
Tod nach höchstens kurzer Krankheit. Dennoch installieren wir in jedem
Shopping-Center, auf jedem Bahnhof Defibrillatoren, um den plötzlichen
Herztod zu verhindern. Dennoch lassen wir uns auch mit 90 Jahren noch
einen Schrittmacher einpflanzen. Dazu Roland Kunz, Chefarzt Palliative
Care und Geriatrie am Spital Affoltern, in seinem Beitrag in der erwähnten
Schrift «Zu Ende denken»: «Unsere Gesellschaft betont die Autonomie als
oberstes Prinzip und hat damit verlernt, etwas geschehen zu lassen, anzu-
nehmen. Wir wollen unseren Tod verhindern oder mindestens selbst bestimmen und sind immer weniger bereit, uns mit Krankheit und Abhängigkeit auseinanderzusetzen und das natürliche Ende abzuwarten. Aber den
plötzlichen Tod wollen wir auch nicht. Wir sind nicht mehr bereit, zu Ende
zu denken.»[17]

In den letzten Jahren hat sich die Debatte zur Sterbehilfe stark polari-
siert. Auf der einen Seite gibt es eine starke Tendenz zur «Liberalisierung»
der Sterbehilfe, zum Beispiel durch die Suizidbeihilfe, auf der andern Seite
hat sich in relativ kurzer Zeit die Palliative Care etabliert. Damit hat die

Medizin einen vielleicht noch nie dagewesenen Paradigmenwechsel vollzogen. Ich war erschüttert, bei Reisen zu verschiedenen griechischen Kultstätten zu vernehmen, dass in den Asklepieien, den Spitälern des klassischen Griechentums, Sterbende nicht aufgenommen werden durften. Palliative Care meint gerade das Gegenteil: die Behandlung, Pflege und Betreuung von Menschen mit oder eben: trotz todbringenden Krankheiten! Bahnbrechend waren dabei zweifelsohne die Arbeiten und Publikationen von Elisabeth Kübler-Ross.[18] Die Schweiz hat hier weltweit eine führende Rolle übernommen, indem der ursprünglich aus England stammende Impuls aufgegriffen und konsequent umgesetzt wurde – und dies in einer eindrücklichen Bottom-up-Bemühung, das heisst ausgehend von der Pflege (deshalb auch die Bezeichnung Palliative Care) und von Laienhelfern über einzelne Ärztinnen und Ärzte und Kliniken bis hin zu den Universitäten. Heute gibt es in der Schweiz eine ordentliche Medizinprofessur für Palliative Care an der Universität Lausanne, und 2014 wurde eine Professur für Palliative Care an der Universität Bern ausgeschrieben. Gesundheitspolitisch wurde das Anliegen sowohl auf kantonaler als auch eidgenössischer Ebene mit eindrücklichen Leitbildern aufgegriffen; weniger eindrücklich bleibt die Bereitstellung finanzieller Mittel.

Gian Domenico Borasio, erster Schweizer Professor für Palliative Care an der Universität Lausanne und Lehrbeauftragter für Palliativmedizin an der Technischen(!) Universität München, schrieb dazu zwei wegweisende Bücher. Massgeblich erreichte er, dass sich heute jeder Arzt in Deutschland und in der Schweiz bereits als Student mit der Begleitung Sterbender und ihren Angehörigen auseinandersetzen muss. Sein erstes Buch erschien 2011 unter dem Titel «Über das Sterben». Im Umschlagdeckel der Taschenbuchausgabe von 2014 heisst es dazu: «Geburt und Tod haben viel gemeinsam. Beides sind Ereignisse, für die die Natur bestimmte Programme vorgesehen hat. Sie laufen am besten ab, wenn sie möglichst wenig gestört werden. Palliativbetreuung und Sterbebegleitung sind deshalb viel mehr als medizinische Symptomkontrolle. Vor allem leben sie von der Kommunikation, dem Gespräch zwischen allen Beteiligten, das die medizinische, psychosoziale und spirituelle Betreuung erst möglich macht.»[19]

Sein Anliegen beschreibt Borasio selbst wie folgt: «Hauptziel dieses Buches ist es, den Menschen die Angst vor dem Sterben, vor allem die Angst vor einem qualvollen Sterben, ein Stück weit zu nehmen. Die sehr konkreten Ängste vieler Menschen vor Leiden und Kontrollverlust führen paradoxerweise in einer Art von Selffulfilling Prophecy (sich selber erfüllende Voraussage) dazu, dass die Befürchtungen der Menschen in dem Masse eintreten, in dem sie ihren Ängsten erlauben, die Kontrolle über ihr eigenes Handeln zu übernehmen.» Palliative Care vermittelt verschiedenste Hilfestellungen zur Ermöglichung eines würdigen Sterbens und räumt gleichzeitig mit zahlreichen Vorurteilen auf. So soll man Sterbenden eben gerade nicht mehr viel Flüssigkeit verabreichen, eine «karchelnde» Atmung nicht mit Absaugen behandeln und allfällige Schmerzen den Wünschen des Sterbenden entsprechend kompetent und wirksam behandeln, wofür auch die Angehörigen instruiert werden können. Entscheidend dabei ist, worauf schon Elisabeth Kübler-Ross stets eindringlich hingewiesen hat, eine tragfähige Kommunikation unter allen Beteiligten aufrechtzuerhalten. Dazu gehört auch das Aufsetzen einer Patientenverfügung, wofür es heute zahlreiche, sehr taugliche Vorlagen gibt.

Meine Frau, Danielle Lemann, auch sie Hausärztin, hat im oberen Emmental ein «Netzwerk Palliative Care» ins Leben gerufen. In unserer eigenen Erfahrung hat sich als wahrscheinlich wichtigste Massnahme der Palliative Care gezeigt: das rechtzeitige Gespräch mit dem Patienten und seinen Angehörigen. Hierzu gibt es mittlerweile eindrückliche wissenschaftliche Studien von der Professorin Jennifer Temel und ihren Mitarbeitern der renommierten Harvard Medical School. In der 2010 im «New England Journal of Medicine» publizierten Studie, die sie mit 151 Patienten mit metastasiertem Lungenkarzinom mit Zufallsverteilung, einer Gruppe nur mit onkologischer Therapie und einer Gruppe mit zusätzlich frühzeitigen Palliative-Care-Gesprächen durchführte, wurde festgestellt, dass bei Krebskranken mit Palliative-Care-Gesprächen eine deutlich bessere Lebensqualität vorhanden war, was nicht überraschte. Überraschend hingegen war ein anderes Studienergebnis: Diese Patienten hatten auch eine signifikant höhere Überlebenszeit.

Das zweite Buch von Borasio mit dem Titel «Selbstbestimmt sterben» (2014) ist der Frage gewidmet, was «selbstbestimmtes Sterben in der modernen Gesellschaft» wirklich bedeutet. «Wenn man als Arzt das Privileg geschenkt bekommt», schreibt der Autor, «Menschen auf dem letzten Stück ihres Weges begleiten zu dürfen, dann erschliesst sich eine weit komplexere Wirklichkeit, als es die Vereinfachungen und Verallgemeinerungen in den Sterbehilfe-Talkshows vermuten lassen. So banal es klingt: Jeder Mensch stirbt anders, und die meisten Menschen sterben in etwa so, wie sie gelebt haben.»[20] Erneut betont Borasio die Wichtigkeit einer tragfähigen Kommunikation, welche erst eine echte Selbstbestimmung ermöglicht. Dazu schreibt er als «Schlussfolgerungen, die zum Nachdenken anregen können»: «Selbstbestimmung geschieht für jeden Einzelnen in einem komplexen Netz aus sozialen Beziehungen, psychologischen Befindlichkeiten, kulturellen Prägungen und spirituellen/religiösen Überzeugungen. Jede einzelne dieser Komponenten kann, je nach individueller Situation und Lebensgeschichte, zu einem bestimmten Zeitpunkt die ausschlaggebende sein. Für viele Menschen sind Fragen wie ‹Welche Erinnerung wird von mir bleiben?› oder ‹Wie wird es meiner Familie nach meinem Tod ergehen?› wichtiger als die Frage, wie sie selbst ihre letzte Lebensphase verbringen möchten. Angst und Schuldgefühle sind ganz schlechte Ratgeber und gehören zu den grössten Hindernissen für die Selbstbestimmung. Echte Selbstbestimmung ist ohne wahrhaftige Kommunikation nicht möglich.»

Der «richtige» Zeitpunkt

Das ganze Werk Rudolf Steiners ist durchzogen von Hinweisen auf die Bedeutung des «richtigen» Zeitpunktes sowohl im Leben des einzelnen Menschen als auch in der ganzen Weltgeschichte. Bekanntestes Beispiel ist die Tragik der Französischen Revolution mit ihrer Forderung nach Freiheit, Gleichheit und Brüderlichkeit: eine zutiefst berechtigte Forderung, jedoch vorzeitig und somit mit zunächst ungeeigneten Mitteln durchgesetzt. Rudolf Steiner dazu: «Es ist eine merkwürdige, aber durchaus in den Gesetzen des geistigen Daseins begründete Tatsache, dass dasjenige, was in der Welt Menschen vorwärtsbringend, Menschen fördernd auftritt, nicht gleich in seiner letzten Gestalt auftritt, dass es gewissermassen zuerst tumultuarisch, wie von unrechtmässigen Geistern der Weltentwicklung vorweggenommen, vor den Menschen tritt. Wir verstehen die geschichtliche Entwicklung der Menschheit nur in rechtem Sinne, wenn wir wissen, dass Wahrheiten nicht nur so genommen werden müssen, wie sie manchmal in die Weltgeschichte eintreten, sondern dass bei Wahrheiten hingeschaut werden muss auf die rechte Zeit, in der sie im rechten Lichte in die Menschheitsentwicklung eintreten können.»[21]

Ein recht trauriges Beispiel aus der jüngsten Geschichte ist für mich die Jasmin-Revolution in Tunesien 2010 und der dadurch ausgelöste «arabische Frühling»: Manifestationen zutiefst berechtigter humanistischer Anliegen, eben im Sinne der Französischen Revolution, aber einmal mehr, vor allem auch als Folge unserer modernen «sozialen» Medien, viel zu rasch umgesetzt, sodass die zwar berechtigten Impulse zunächst in ein destruktives Chaos führten.

Das Gleiche gilt im einzelnen Menschenleben, ganz besonders, was den Zeitpunkt von Geburt und Tod betrifft! Wir werden nie zu einer sachgemässen Beurteilung kommen, wenn wir diese Pforten nur von einer Seite her betrachten; dann bleiben wir eben vor der Nebelwand stecken! Besonders eindringlich schlägt sich das bei Rudolf Steiner in seiner Forderung nach uneingeschränkter Heilbemühung beim schwerstkranken Menschen nieder, was ich den «therapeutischen Imperativ» nennen möchte. Gerade weil wir im Allgemeinen ja nicht hinter die Nebelwand zu sehen vermögen, bürden wir uns eine unerhörte Verantwortung auf, wenn wir – für uns selbst, für andere – die Festsetzung des Zeitpunktes von Geburt und Tod in die eigene Hand nehmen. Sobald wir ein Leben vor der Geburt und nach dem Tod, auch nur der Möglichkeit nach, in unsere Re-flexion und in unsere, ich möchte sagen, Prä-flexion nehmen, müsste uns eigentlich eine heilige Scheu befallen, Geburt und Tod selber zu terminieren!

Adressen

Auf anthroposophischem Feld gibt es in der Schweiz die «Arbeitsgemeinschaft Sterbekultur» zur Unterstützung von Menschen, welche eine spirituell ausgerichtete Sterbekultur mitgestalten wollen.

Kontakt: Arbeitsgemeinschaft Sterbekultur, Franz Ackermann, Zürichbergstrasse 27, 8032 Zürich, fachzweig@sterbekultur.ch
www.sterben.ch | www.mourir.ch: Fragen und Antworten aus anthroposophischer Sicht

Von kirchlicher Seite führen Justitia et Pax (die Stabskommission der Schweizer Bischofskonferenz), Reformierte Kirchen der Schweiz und Pro Senectute eine gemeinsame Kampagne durch, um Alter und Sterben aus unterschiedlichen Sichtweisen zu diskutieren, sinnigerweise unter dem Titel «alles-hat-seine-zeit».

Kontakt: alles-hat-seine-zeit.ch, Geschäftsstelle, Hirschengraben 7, 8001 Zürich, info@alles-hat-seine-zeit.ch, www.alleshatseinezeit.ch.

Urteilsbildung

Wie können wir uns aber bei all den schwierigen aktuellen Fragen zu Geburt und Tod ein verlässliches Urteil bilden? Sollten wir das nicht besser den Fachleuten, den Spezialisten, zum Beispiel den Fachärzten oder eben den Ethikern überlassen? Die Antwort ist: Nein! Viele unserer derzeitigen Ethik-Ansätze basieren auf einem einseitig materialistisch geprägten Denken, das selbst schon ziemlich tot ist und somit dem Leben nicht gerecht werden kann. Ein lebendiges Denken brauchen wir – es mag paradox klingen – auch im Umgang mit dem Tod und bei der Geburt. Hilfreiche Hinweise zu dieser drängenden Frage nach einer eigenen Urteilsbildung fand ich in einem Vortrag, den Steiner unter dem Titel «Wie kann die seelische Not der Gegenwart überwunden werden?» während des Ersten Weltkrieges, am 10. Oktober 1916, in Zürich hielt: «Ganz selbstverständlich wird mit vollem, vollem Recht eingewendet werden: [...] Ja, wir können doch nicht alle das beurteilen lernen, was heute aus den autoritativen Zusammenhängen herauskommt. Man denke nur – werden die Menschen sagen –, was alles einer, der Arzt werden will, lernen muss! [...] Wir können doch nicht das lernen und noch dazu lernen das, was jeder, der Jurist werden soll, lernt, und noch dazu lernen das, was jeder, der Maler werden will, lernen muss und so weiter. Das können wir doch nicht! – Gewiss, das können wir nicht, das ist ohne Frage; aber wir brauchen auch nicht schöpferisch zu sein, wir brauchen nur urteilsfähig zu sein. Wir müssen in die Lage kommen, zwar die Autorität schaffen zu lassen, aber die Autorität beurteilen zu können. Das lernen wir nicht [...] dadurch, dass wir auf alle einzelnen Spezialitäten wirklich eingehen, sondern dadurch, dass wir uns aus etwas, was umfassend unseren Verstand, unsere Urteilskraft bilden kann, heraus die Möglichkeit eines Urteils aneignen. Das kann aber nie geschehen aus dem materiellen Erkennen der einzelnen Spezialitäten heraus, sondern aus dem umfassenden Geist-Erkennen.»[22]

Geist-Erkennen heisst richtige Gedanken-Bildung, nicht Detail-Wissen, sondern Geist-Gedanken oder eben einen «gesunden Menschenverstand». Wir brauchen zur Überwindung des vereinseitigten und eingeengten Wissenschaftsdogmatismus eine neue Pflege des gesunden Menschenverstands! Im erwähnten Weihnachtsvortrag gibt Steiner ein taugliches Instrument dazu an die Hand: «Versuchen Sie es, [...] recht lebendig im heutigen zeitgemässen Sinne, die Geistgedanken [...] in sich aufzunehmen, versuchen Sie sie aufzunehmen nicht bloss wie eine Lehre, nicht bloss wie eine Theorie, versuchen Sie sie aufzunehmen so, dass sie diese Ihre Seele im tiefsten Inneren bewegen, erwärmen, durchleuchten und durchströmen, dass Sie sie lebendig tragen.»[23] Verlebendigung unseres Denkens! Nötig dazu sei, so Steiner, die Überwindung der Selbstsucht, des Egoismus, und volle Ehrlichkeit und Wahrhaftigkeit, dann würden unsere Gedanken (wieder) lebendig und kraftvoll. Nicht weniger als 15 Mal kommt in diesem Abschnitt das Wort «Gedanken» vor – als Grundlage nicht nur für unsere Urteilsbildung, sondern auch für ein gesundheitsorientiertes, salutogenetisches Handeln in einer Zeit der globalen Verunsicherung!

Aus der Trauer einen Edelstein machen

Ich möchte an den grossen holländischen anthroposophischen Arzt Leendert Mees erinnern, der ein profunder Kritiker der technischen Entwicklungen in der Medizin war. 1968 war das Buch von Desmond Morris «Der nackte Affe» erschienen. Darin versucht Morris, Zoologe und Verhaltensforscher in London, nachzuweisen, dass das gesamte Verhalten des Menschen «aus seiner Herkunft von früchtesammelnden Affen des Urwalds und beutejagenden Raubaffen der Steppe» (Zitat aus dem Umschlagdeckel des Buches) bestehe.[24] Mees antwortete darauf 1978 mit einer kleinen Schrift «Der bekleidete Engel» – einer engagierten Auseinandersetzung mit den Rätseln von Geburt und Tod und dabei insbesondere im Zusammenhang mit den Problemen von Pille, Abtreibung und Sterbehilfe (Euthanasie). Mees verweist auf die eklatante Inkonsequenz unserer Gesellschaft, welche einerseits «kämpft für Respekt, Anerkennung, Moralität, Verantwortlichkeit, Freiheit, alle grossen menschlichen Ideale», aber auf der andern Seite ein Menschenbild hat, welches mit diesen Idealen schlicht nicht zu vereinbaren ist. Zum assistierten Alterssuizid meinte Mees zum Beispiel: «Es gibt kein einziges vernünftiges Argument gegen Abtreibung und Sterbehilfe – wenn der Mensch nur zwischen Geburt und Tod existiert.» Er warnte vor den Konsequenzen, die sich aus einem Menschenbild ergeben könnten, welches sich vollständig auf die Diesseitigkeit beschränkt: «Ich bin davon überzeugt, dass die Menschen im Grund gar nicht so schlecht sind. Sie ‹wissen› um die Möglichkeit des Gut-Seins nur nicht mehr. Wissen und Einsicht fehlen, um die Probleme unserer Zeit zu durchschauen. Ohne tiefere Einsichten ist eine Lösung der Gegenwartsprobleme aber nicht möglich. Das bedeutet, dass das Zerstörerische, das in jeder blinden Begierde verborgen liegt, jeden Augenblick zum Ausbruch kommen kann und zum Ausbruch kommen wird, wenn man das wahre Wesen des Menschen weiter leugnet.»[25]

Wir stellen in unseren derzeitigen gesellschaftlichen Entwicklungen überall Polarisierungen fest, Polarisierungen unter Verlust der Mitte. Wir verheddern uns in materialistischem Kopfdenken oder aber wir schwärmen idealisierend für unser Bauchgefühl. Wir haben verlernt, zuerst einmal tief durchzuatmen, unsere Mitte zu suchen und uns zu besinnen. Wenn der Tod keinen Sinn hat, ist auch das Leben unsinnig. Das spüren immerhin viele Menschen – und handeln auch danach. So ist es zum Beispiel bemerkenswert, dass trotz aller Pränataldiagnostik in der Schweiz immer mehr Kinder mit Down-Syndrom zur Welt kommen. Gemäss Bundesamt für Statistik hat sich 1993 bis 2003 die Zahl der jährlich lebend geborenen Kinder mit Down-Syndrom von 40 auf 89 Fälle erhöht. Also trotz der Möglichkeit des frühzeitigen Erfassens einer Trisomie-21-Schwangerschaft und der Möglichkeit der Abtreibung kommen innert 10 Jahren mehr als doppelt so viele Kinder mit Down-Syndrom zur Welt. Und auf der andern Seite gibt es immer mehr Menschen, welche mit Hilfe der Palliative Care ihren Tod sorgfältig gestalten und würdig bestehen.

Dazu möchte ich zum Schluss Clown Dimitri aus dem Buch «Zu Ende denken» zitieren: «Es ist schade, dass wir in unserer Gesellschaft so einen schweren Umgang mit dem Tod pflegen. Ich habe schon immer die Völker beneidet, die sich vom Tod nicht weiter beeindrucken lassen, wie beispielsweise die Menschen in Mexiko. Da spricht man ganz natürlich über den Tod. Und vor allem: Man lacht darüber. Das finde ich unglaublich wichtig. Der Mensch ist nämlich für Humor bis ganz zuletzt empfänglich, solange es ein liebevoller Humor ist. [...]

Etwas mehr Leichtigkeit wünschte ich mir auch im Umgang mit der Trauer. Rudolf Steiner sagte, für den Verstorbenen sei es doch überhaupt nicht angenehm, wenn die Hinterbliebenen lange so furchtbar traurig seien. Der Verstorbene als geistiges Wesen spürt doch diese Trauer und kann nichts für seine Hinterbliebenen tun! Natürlich ist es immer traurig, wenn man einen lieben Menschen verliert. Man soll ja auch traurig sein. Aber ich glaube, man sollte möglichst bald einen anderen, leichteren Zugang zum Verstorbenen finden und die Trauer zu überwinden versuchen. Man sollte sie umwandeln in etwas Positives, etwas Schönes. Man sollte aus der Trauer einen Edelstein machen.»[26]

Anmerkungen

[1] Pro Senectute Schweiz. Positionspapier von Pro Senectute zu Fragen der Beihilfe zum Suizid im Alter, 6. Mai 2013.

[2] Reformiert.saemann, Oktober, Nr. 10/2014.

[3] Schweizerischer Nationalfonds – Akademien Schweiz. Horizonte Nr. 99/2013, S. 23.

[4] Alfred Simon et al.: Einstellungen deutscher Vormundschaftsrichterinnen und -richter zu medizinischen Entscheidungen und Massnahmen am Lebensende. Medizinrecht, Nr. 6/2004, S. 303–307.

[5] Peter Singer: Praktische Ethik, Stuttgart 1984.

[6] Hans Wehrli, Bernhard Sutter, Peter Kaufmann (Hrsg.): Der organisierte Tod. Sterbehilfe und Selbstbestimmung am Lebensende – Pro und Contra, Zürich 2012.

[7] Rebecca Panian, Elena Ibello: Zu Ende denken – Worte zum Unausweichlichen, Gockhausen 2013.

[8] Rudolf Steiner: Wie kann die Menschheit den Christus wiederfinden? Das dreifache Schattendasein unserer Zeit und das neue Christus-Licht (GA 187), Dornach 1995.

[9] Emil Matthiesen: Das persönliche Überleben des Todes: Eine Darstellung der Erfahrungsbeweise, 3 Bände, Berlin 1936–1939.

[10] Raymond A. Moody: Leben nach dem Tod, Reinbek bei Hamburg 1977.

[11] Pim van Lommel: Endloses Bewusstsein – Neue medizinische Fakten zur Nahtoderfahrung, 6. Auflage, Ostfildern 2012, S. 380–381.

[12] Eben Alexander: Blick in die Ewigkeit – Die faszinierende Nahtoderfahrung eines Neurochirurgen. 8. Auflage, München 2013.

[13] Natalie A. Emmons, Deborah Kelemen: The Development of Children's Prelife Reasoning: Evidence from two Cultures. Child Development Nr. 85(4)/2014, S. 1617–33.

[14] Eidgenössisches Departement des Innern. Gesundheit2020 – Die gesundheitspolitischen Prioritäten des Bundesrates, 23. Januar 2013.

[15] Schweizerische Akademie der Medizinischen Wissenschaften. Recht der Patientinnen und Patienten auf Selbstbestimmung – Medizinisch-ethische Grundsätze der SAMW, 3. Auflage, Basel 2009.

[16] Akademien der Wissenschaften Schweiz. Methoden zur Bestimmung von Nutzen bzw. Wert medizinischer Leistungen und deren Anwendung in der Schweiz und ausgewählten europäischen Ländern, Basel 2012.

[17] Roland Kunz: Wir haben verlernt, etwas geschehen zu lassen. In: Rebecca Panian. Zu Ende denken, op.cit., S. 31–33.

[18] Elisabeth Kübler-Ross: Was können wir noch tun? Antworten auf Fragen nach Sterben und Tod, Stuttgart 1977.

[19] Gian Domenico Borasio: Über das Sterben – Was wir wissen, was wir tun können, wie wir uns darauf einstellen, München 2014.

[20] Gian Domenico Borasio: Selbstbestimmt sterben – Was es bedeutet, was uns daran hindert, wie wir es erreichen können, München 2014.

[21] Rudolf Steiner: Wie kann die Menschheit den Christus wiederfinden?, op.cit.

[22] Rudolf Steiner: Die Verbindung zwischen Lebenden und Toten (GA 168), Dornach 1995.

[23] Rudolf Steiner: Wie kann die Menschheit den Christus wiederfinden?, op.cit.

[24] Desmond Morris: Der nackte Affe, München 1968.

[25] Leendert F. C. Mees: Der bekleidete Engel, Stuttgart 1978.

[26] Dimitri: Aus der Trauer einen Edelstein machen. In: Rebecca Panian: Zu Ende denken, op.cit., S. 169–171.